AF358217

LE

MÉDECIN-BROCANTEUR.

LE MÉDECIN-BROCANTEUR.

Nunquam te fallant animi sub vulpe latentes.
HORACE.

Bien que la médecine soit, de sa nature, une profession essentiellement libérale, qui ne devrait sa pratique, son exercice qu'à la confiance des hommes, confiance spontanée, libre, cette pauvre profession n'est pas plus que d'autres, dont le but est moins noble, exempte de sacrificateurs à la déesse Réclame,

> Ce monstre composé de bouches et d'oreilles,
> Qui sans cesse volant de climats en climats,
> Dit partout ce qu'il sait et ce qu'il ne sait pas.
> (BOILEAU).

Comme il serait inutile et long de passer en revue les mille et une formes sous lesquelles on la cultive, je me propose d'en signaler, dans ce petit écrit, une variété qui n'est pas nouvelle, — n'allez pas le croire, — mais qui n'en

a pas moins son petit mérite, toute surannée qu'elle est.
C'est celle que cultive le médecin-brocanteur, un des flibustiers de notre profession.

Il n'a, lui, à son service ni journal, ni affiche géante ou
naine, ni enseigne ; il ne fait annoncer son arrivée ni par
lettre, ni par le tambour de ville. C'est lui-même qui se
charge de la besogne, quelques compères aidant, cela va
sans dire.

— Voyez-vous passer en grande vitesse (tant il est affairé!)
cet homme, dont le visage béat reflète le contentement de
sa personne, qui va parcourir toutes les rues et chercher
le regard de tous les habitants? Eh bien ! c'est lui, c'est le
médecin-brocanteur. Vous croiriez, à la célérité de son
équipage, qu'il vole au secours de quelque moribond ;
calmez vos alarmes, il n'a rien ou presque rien à faire, mais
qu'importe pour lui? Ne peut-il pas se présenter objet à
émondre qui paie son voyage ?

Au surplus, prévoyant et rusé, il a déniché deux ou trois
pied-à-terre chez gens où il fait emplette de quelque menue
provision, et c'est toujours pour lui un prétexte et un refuge, s'il ne rencontre pas, sur sa route, quelque brocante.

Remarquez-le ; vous ne le verrez jamais mener sa voiture
à la porte de maisons retirées (on ne la verrait pas!) ; mais
il la laisse en montre, aussi longtemps qu'il furète, sur la
place publique ou sur une grande voie, afin que chacun
sache qu'il est là. Vous ne l'attendez pas, mais lui vous
attend, c'est sa voiture qui vous le dit.

N'est-ce pas là un moyen ingénieux de battre la grosse
caisse, sans faire du bruit, de monter sur les tréteaux, sans
ouvrir la bouche? Eh bien, à vrai dire, si le moyen est ingénieux, pour jeter de la poudre aux yeux du vulgaire,

pour mon compte, et je suis heureux que la majorité partage mon opinion, je le trouve bien grossier et bien lâche.

Le charlatan de place publique, lui, se montre hardiment, il parle, il fait du bruit, il appelle, et le charlatan-brocanteur se cache en appelant, il n'a pas le courage de ce qu'il fait.

Monte sur les tréteaux, embouche la trompette, sonne de la grosse caisse, parcours les rues, le cou de ton cheval constellé de grelots, et je t'absous, parce que tu as le courage de ton métier; mais ne cours donc pas, en mendiant, tendre la main de porte en porte, pour y trouver quelque bobo à panser, quelques coups de bistouri à donner, quelques fioles à placer, quelque cancan à savourer, et quelque injure à glisser, en Tartuffe, à l'adresse de ton ou de tes confrères honorables, fiers et simples !

Le médecin-brocanteur épie, guette lui-même, ou poste ses gens à cet effet, pour découvrir s'il n'y aura pas quelque patient qui se plaigne de son médecin ordinaire, quelque futile, quelque niais que soit le motif de cette plainte (et Dieu sait combien en inventent les cerveaux malades !), afin de profiter de la situation, de l'exploiter à son profit, et de se glisser sournoisement à la place du vrai médecin éconduit par lui, ou qui se retire. Il est le refuge de ceux qui, quoi qu'on fasse, ne sont jamais contents de personne, ou qui aiment toujours visage nouveau. Et encore s'il se les approprie quelque peu, n'est-ce qu'à l'aide de la ruse, de la plus humble adulation et le reste. Et combien cela peut-il durer?

Le médecin-brocanteur se reconnaît à ces allures : toujours il voyage seul ; toujours seul il vient, signe qu'on ne va jamais le chercher; toujours seul il s'en va, signe que, comme Bias, il porte tout avec lui, sa science et ses médecines, dont il bourre ses poches et les compartiments de sa voiture.

Il garantit les incurables.... qu'il n'empêche pas, bien entendu, quand l'heure est arrivée, d'aller jouir du suprême repos; aucune maladie n'est au-dessus de ses forces, ficelle pour captiver le plus longtemps possible la confiance du malade et des familles, et pour éloigner l'intervention de tout autre médecin, qui célerait moins ses inquiétudes aux personnes intéressées.

Demandez-lui donc d'où lui vient cette supériorité, que, dans sa morgue pédantesque, il s'attribue gratuitement sur ses confrères, instruits par les mêmes maîtres, élevés dans les mêmes principes et sortis des mêmes écoles, après avoir passé au creuset des mêmes épreuves scientifiques.

Moi, dit-il, je ne m'endors pas sous le mol édredon, je ne passe pas mes moments de loisir à rêver, au coin d'un feu pétillant, bien douillettement enveloppé. Non,... j'étudie, voilà le grand mot lâché! — Pharisien! si vous le faisiez, vous ne le diriez pas.

N'ont-ils pas étudié, n'étudient-ils pas tous les jours nos maîtres illustres, Velpeau, Nélaton, Trousseau, etc., et tous les autres, nos maîtres et nos obscurs confrères? Eh bien! en tirent-ils vanité?

Mais l'étude est pour le médecin le *pabulum vitæ*, le pain quotidien de son intelligence, tous les jours en présence de nouveaux problèmes à résoudre, de nouvelles causes à gagner, de nouveaux services à rendre!

Tirez-vous, par hasard, vanité de nourrir votre corps?... C'est une nécessité, direz-vous. Eh bien! je réponds que cette nécessité existe aussi bien pour l'esprit, surtout pour l'esprit de l'homme auquel incombe la tâche de soulager l'humanité. A quoi bon se flatter d'avoir pour l'étude un amour que ne partageraient pas nos collègues? Cette forfanterie, de mauvais goût, ne peut en imposer qu'aux ignorants. Car, règle générale : plus on a, moins on tient à paraître avoir, et la vanité est l'apanage des sots.

Il est de bienséance et même de sage politique de laisser à d'autres (je ne parle pas des compères) le soin de faire notre éloge, si éloge nous méritons.

Au demeurant, si le médecin-brocanteur n'est pas chiche de se parer d'un plumage, qui lui appartient ou qui ne lui appartient pas, — je n'entends pas ici en faire l'examen — il n'est pas plus chiche d'offrir ses services.

Il promet ses soins gratuits à qui semble ne pas devoir le payer. On ne lui paie que le médicament.

S'il rencontre quelque malade crédule (et il y en a toujours, tant sont grandes l'ignorance et la sottise humaines!) il le visite, le revisite, le visite sans cesse, malade, convalescent et bien portant, il l'accable d'assiduités, sans trève ni merci,

Quem vero arripuit, tenet, occidit que... (HORACE).

attendant ainsi qu'il se présente quelque nouvelle aubaine. Le bon Monsieur! qu'il est populaire et peu fier! dira-t-on. Oui, sans doute; mais tu ne t'aperçois pas que c'est toujours toi qui paies, et cependant tu n'ignores pas que la lime enlève plus où elle passe deux fois qu'où elle ne passe qu'une.

Mais au moins, diront les incrédules, peut-être n'accable-t-il ainsi de visites que les malades en danger. Détrompez-vous : si vous l'aviez vu et observé à l'œuvre, vous sauriez, comme beaucoup, qu'il se prodigue tous les jours ou tous les deux jours à tous ceux qu'il tient dans ses filets, qu'ils aient bobo à l'œil, à la langue, ou ailleurs, indisposition légère, etc.; et qu'il ne visite pas moins assidûment un gastralgique, un hypochondriaque, un épileptique, etc., ou tout autre sujet atteint de maladie ancienne, qu'il porte en vaquant à ses petites affaires, que le malade atteint de fièvre grave, laquelle met promptement ses jours en danger. C'est que le médecin-brocanteur vise toujours un double but : d'abord de gagner sa petite journée, puis de passer pour très-occupé. Quant au premier, il l'atteint, n'en doutez pas; mais il manque souvent le second. Car aux yeux de quiconque scrute un peu sa conduite, il est tout le contraire de ce qu'il veut paraître. En effet, est-il un médecin honnête et un peu occupé qui ne croirait, avec raison, sa dignité compromise, s'il faisait une seule visite inutile, ou qu'on pourrait soupçonner de l'être, et qui ne rougirait qu'on pût l'accuser de mettre son intérêt personnel avant celui de son malade. Mais il a tout prévu : c'est par l'intérêt qu'il leur porte qu'il revoit sans cesse ses croyants.

Leurre, leurre ! que toutes ces belles promesses qu'on vous fait. Si vous croyez que ce soit pour vos beaux yeux que le médecin-brocanteur vient vous visiter, observez et vous serez bientôt détrompés. La charité ou l'humanité a des allures plus simples et moins empathiques. Maquignonnage que tout cela! Si vous ne payez pas la visite, vous paierez assez cher la fiole, et elle ne manque jamais. Visites, médicaments, tout vous accablera.

S'il se rencontre un abcès à ouvrir, une dent à extraire, vite, plusieurs fioles, pour combattre le vice du sang, l'humeur qui a amené cet abcès ou gâté cette dent.— En vérité, j'admire le pouvoir fascinateur qu'exerce ce médecin sur ses malades. Quoi! ils ingèrent volontiers ses drogues inutiles et nauséabondes, quand ils accepteraient à peine les plus indispensables que leur prescrirait un médecin consciencieux. Heureux mortel!... La course se trouve bien payée par le paquet de poudre de perlimpinpin, l'onguent insignifiant et la fiole plus insignifiante encore, quoique plus amère.

Mais j'en reviens à l'abcès que sa dextre main seule était capable d'ouvrir. Il n'oublie pas, ce faisant, de répandre force blâme contre le médecin, s'il y en a eu un, qui a été assez négligent pour ne pas ouvrir ce foyer purulent, qui eût dû l'être depuis huit jours (quand le patient ne souffre que depuis quatre), et sans s'enquérir si le malade ou ses parents ne se sont pas capricieusement ou bêtement opposés à cette ouverture proposée par le médecin ordinaire. Le brocanteur a lancé son venin (il en regorge), il a menti, mais il suit le précepte de Voltaire :

> Mentons, mentons toujours, il en reste quelque chose.

Qu'on ne croie pas que j'en impose ; je ne relate que des faits.

— Le médecin-brocanteur a d'ailleurs à sa solde des placeurs... officiels ou officieux, qu'importe? ils existent. Il les paie en soins assidus et intelligents, amicaux et dévoués, poignées de main et doux sourires, etc. (1). Car il

(1). Outre ces avantages, ces commis ont, j'imagine, assez large part dans les bénéfices du patron, puisqu'ils en exaltent si haut et

est aussi ingénieux à reconnaître un service rendu qu'à organiser sa réclame. Cette milice, peu nombreuse, et encore moins respectable, est postée là, pour épier les nouveaux besoins, vanter la denrée, en faire connaître les prix, fort variables à ce qu'il paraît (ils changent d'une saison à l'autre, selon certaines circonstances), favoriser le placement, en attendant la venue du marchand de santé. Quelle bonne denrée, et que son prix est médiocre! On l'aurait, à sa porte, pour la moitié du prix qu'elle vous est vendue qu'à coup sûr elle ne serait pas tant prisée.

Ce n'est pas que la denrée du médecin-brocanteur soit à un prix trop élevé, il est vrai, eu égard à sa provenance. S'il la faisait payer ce qu'elle vaudrait, d'après les tarifs d'usage dans le corps médical — mais alors pure et de bon aloi, — il n'aurait pas d'amateur. Aussi en réduit-il le prix en même temps que la qualité, afin d'avoir plus d'écoulement. Soyez sûrs qu'en tout cas il ne vous en donne que pour votre argent. Ce prix réduit de la santé qu'il offre et qu'il vend à quelques-uns, comparé aux faibles dépenses à l'aide desquelles on pourrait se procurer, à sa porte, des soins intelligents, moins longs, sans doute, et franchement médicaux, est certes très-élevé : chose que l'on reconnaît, du reste, puisque l'on dit : « c'est à proportion moins cher qu'ici, » — genre d'économie qui me rappelle tout-à-fait celui de ces buveurs qui allaient dans

quand même la surnaturelle puissance. Jugez-en plutôt : l'un d'eux ne disait-il pas au parent d'un malade atteint de fièvre typhoïde : « Que n'avez-vous appelé..... notre patron? votre malade eût été guéri au bout de trois jours !! » Guérir une fièvre typhoïde en trois jours !!! *Ab uno disce ommes....* Par l'échantillon jugez de la pièce entière.

le village voisin, où le vin se vendait deux sous de moins par bouteille, et qui, sous le prétexte de gagner chacun vingt sous, buvaient chacun dix bouteilles, quand au cabaret de leur village ils se seraient fort bien contentés de quatre ou cinq. — Mais si la denrée est chère, elle est exotique, et cela satisfait ceux qui dédaignent, par caprice, ce qui est meilleur, à leur porte.

Quoi qu'il en soit, cher malade, si vous étiez mieux avisé, vous jugeriez du produit par le producteur. Or, répondez, quelle confiance peut sérieusement inspirer celui qui cherche la renommée par toutes sortes de moyens, qui ne rougit pas d'abaisser la dignité de sa profession et de sa personne par une publicité quelconque, ouverte ou cachée, hardie ou lâche? Pour mon compte, je ne crois pas ma proposition erronée, en disant que je n'en aurais pas moins dans le praticien digne, qui respecte sa personne et le corps auquel il appartient, en même temps que l'opinion et le libre arbitre de chacun, et qui attend qu'on l'appelle et ne s'offre pas. Je crois même qu'il pourrait m'en inspirer davantage, si ce précepte n'est pas faux, ce qui est bon se fait valoir de soi, selon le vieil adage populaire :

A bon vin point d'enseigne!

Je n'en finirais pas si je voulais passer en revue toutes les ruses, toutes les supercheries, toutes les insinuations patelines qu'emploie sans que vous vous en doutiez (c'est là le secret du métier), le médecin-brocanteur pour découvrir, dans sa chasse, quelque gibier qui lui fasse mettre le pot-au-feu; mais je me borne à ces quelques traits les plus saillants qui suffiront, je l'espère, à photographier et à faire connaître et reconnaître, des moins clairvoyants, le personnage en question.

Si je l'ai peint, c'est que j'ai voulu qu'il n'abuse pas du public, sans connaissance de cause; j'ai voulu prémunir ceux qui pensent contre ses engins qui ne peuvent, à tout prendre, qu'être nuisibles à leurs intérêts et au reste, s'ils venaient à s'y laisser happer.

J'ai voulu que l'on sache qu'il y a des yeux qui voient et une plume qui ne craint pas plus de flétrir les menées du charlatanisme diplomé que du charlatanisme sans diplôme.

J'ai voulu faire comprendre à tous ceux qui ont le sens commun (que m'importent les autres?) que les marchands de santé, médecins-brocanteurs, qui vont offrir leur marchandise, qui voyagent pour leur propre maison, en vue de faire des placements inattendus, et qui ont quelques commis à pied qui favorisent ces placements et préparent les voies, que ces sortes de flibustiers de la profession n'entendent pas plus que qui que ce soit, et moins que qui que ce soit, consacrer tout leur temps et leur savoir à soulager l'humanité par pure philanthropie, par désintéressement absolu, qu'au contraire ils n'ont d'autre but que l'égoïsme, le désir de s'arroger à eux seuls, si faire se pouvait, la place au soleil qui est due à tous, ou enfin de satisfaire un luxe que ne comporte pas le cercle étroit de leurs occupations (celui qui est recherché ne cherche pas), parce qu'ils ne savent pas vivre de peu, mais honorablement et sans nuire à personne.

Ne pas faire à autrui ce que l'on ne voudrait pas qu'il vous fît, ce précepte qui ne devrait être oublié de personne, et moins encore des hommes qui exercent une profession libérale que de tous les autres, ce précepte n'est pas dans le code de morale des médecins-brocanteurs.

En effet, je crois avoir prouvé que leur conduite est passablement nuisible à la grande famille humaine en général, et j'ajoute ici qu'elle ne l'est pas moins à la famille médicale tout entière, dont elle rabaisse la noble profession, que l'on a souvent comparée à un sacerdoce. Or, ceux qui n'ont pas honte de s'avilir, en cherchant à avilir les autres, ceux qui ne rougissent pas de se proclamer supérieurs à tel ou tel de leurs confrères, par l'esprit et le savoir, quand, en réalité, ils ne les surpassent que par le savoir-faire, bien distinct du savoir, ceux-là ne doivent pas se plaindre si on les signale à l'attention et à la risée publiques.

Ce n'est pas que j'ignore que je ne les corrigerai pas plus que le public crédule. Jamais le but du *castigat ridendo mores*, corriger les mœurs par le ridicule, n'a été atteint par un écrit quelconque. Il ne le sera pas plus par le mien assurément. Mais j'aurai au moins la satisfaction d'avoir éclairé ceux qui me liront et de leur avoir démontré, autant que je crois, que l'art d'un médecin-brocanteur n'est pas une denrée aussi merveilleuse et aussi digne d'être recherchée que le proclament fournisseur et commis. Qu'ils se rappellent la citation du début de mon petit écrit :

Ne soyez jamais dupes du trompeur caché sous la peau du renard.

— Dieu me garde d'appliquer à la majorité des médecins la peinture que je viens de faire de quelques-uns seulement. Et en effet s'il en est qui sacrifient au dieu argent leur science, leur dignité et leur devoir, combien n'en existe-t-il pas un plus grand nombre dont les vertus, selon M. Cruveilhier, sont la science, l'expérience, la bienfaisance, la fermeté, la moralité, le courage, la prudence, le désintéressement, l'abnégation?

Aux âmes faibles, vénales et corrompues de se laisser prendre à l'appât du gain, et à l'axiôme banal de notre société : Soyez riche et vous serez considéré ; aux autres (et c'est le plus grand nombre) à conserver aux médecins la dignité de leur nom et la réputation que leur ont léguée leurs ancêtres ! S'il n'est pas le plus séduisant en apparence, ce lot a des charmes cachés ; conservons-le, il est le meilleur.

J. LEPELLETIER,

Docteur en Médecine.

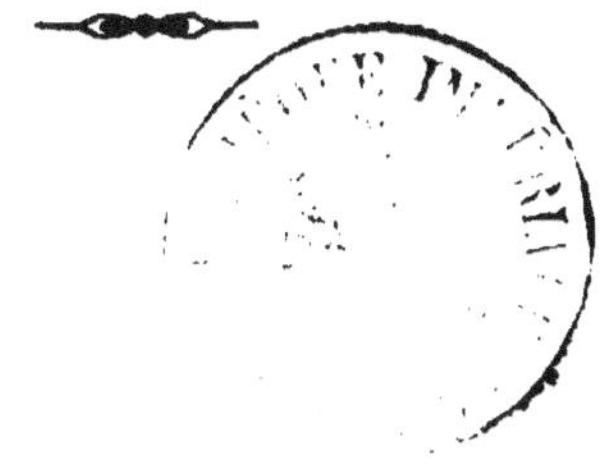

Auxerre, Ch. GALLOT, imprimeur de la Préfecture, rud de Paris, 47.